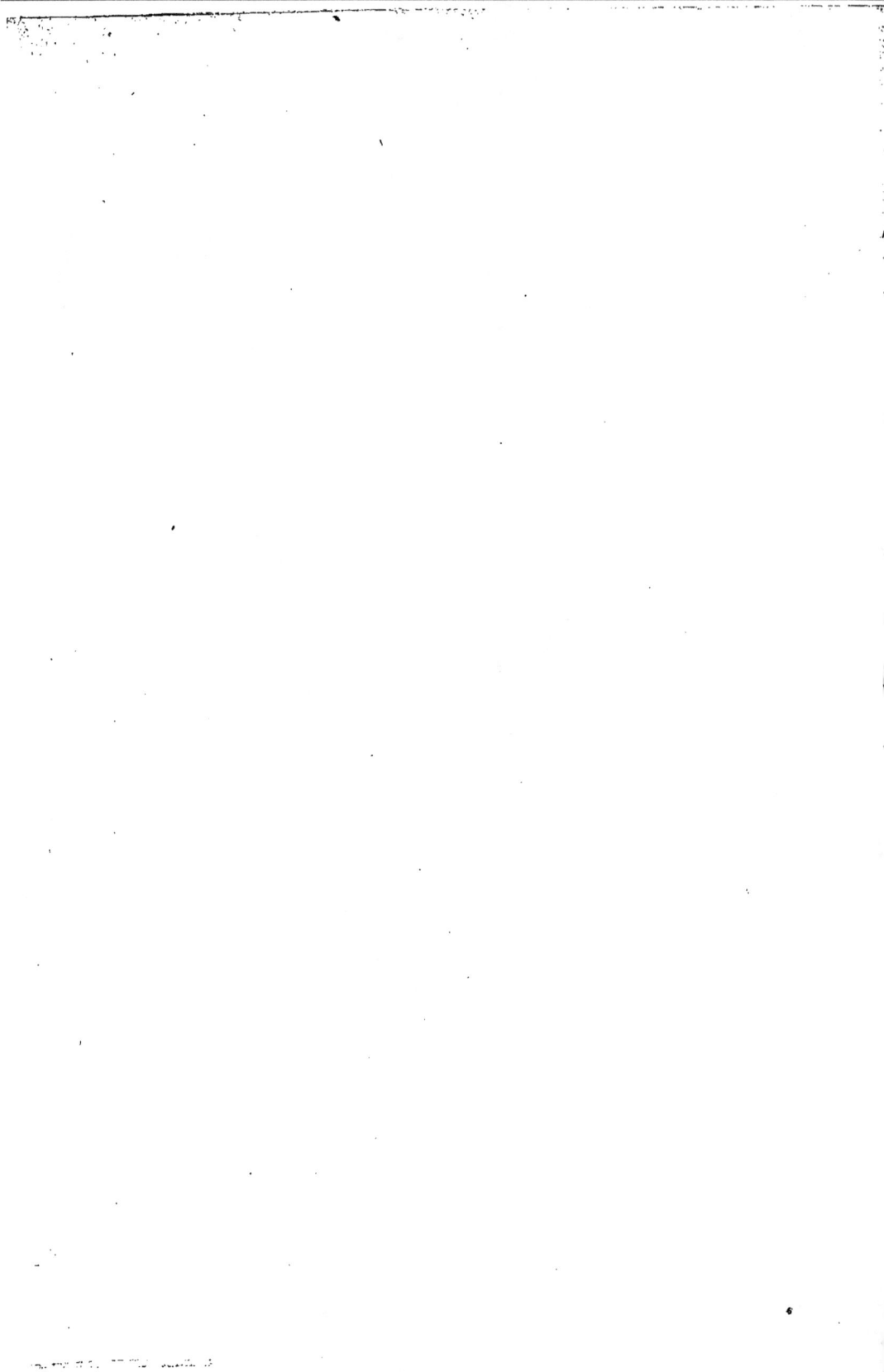

LES
TROIS AGREABLES
CONFERENCES
DE DEVX PAISANS
DE SAINT OVEN,
& de Montmorency.

SVR LES AFFAIRES DV TEMPS.

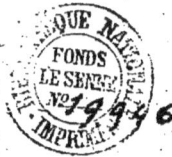

A PARIS.

M. DC. XLIX.

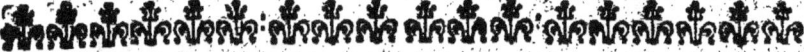

LES TROIS AGREABLES
CONFERENCES
DE DEVX PAISANS DE S. OVEN
& de Montmorency sur les affaires
du temps.

Piarot. HA guay Ianin, ou vas tu si vite, y semble que tu nou degraigne, hé quesdon pay ne nou counesson nou pû?

Ianin. Ha! honeur Piarot, per m'name ie ne te voiois pas, i'ay lentendeman si perturbe de tou cé tumulte que i'an su tou mal de mouay.

Piarot. Hé, y a propou, que di nan en vou quarquié, esi guieble ils souder auant tout rauagé che vou queme dans noute village.

Ianin. Sion, par ma figuette, y guy bon laissé ne fric ne frac, ce guieble dé Laueman, cé ladre de Polatre auon mangé iesqu'aux tripe de nout afne qui auet le farcin, & si encor ce fu vn Vandredy?

Piarot. Ie m'atten que son dé Mahometans quet ardé y se bouton à table san dire Benedicité, é beuuan tou dan vn auge queme dé couchon, y larient bon beroin dalé an caticheume à Maistre Iannot Cuzé, quer y ne sçauan pas leu Patinoutre en François, ie ne sçay quest leu maistre, mai y n'est guiere ban morigine quer il endure qu'il embrochion à sa berbe de sille toute vine.

Ianin. Voi seman la fille à Garfeu en a eyu vne belle vénée, y la bencontrire au glad, mai par dangué al fu ban glanée, y sal es la rapporté en vne civiere queme vn cour sain, & n'an dy si al a eu de frerente guieble dan le cors, nan la vent en vois faire vne neuuaine à S. Hubert.

Piarot. Enfin la Guieu grace jan some debleyé, nan dy qui son allé assiegé Pazi, é qui le voulon boutre à feu é ya san.

Ianin. May qui guieble lez a fai veni pou tourmanté ainsin lé Cretian?

Piarot. Bel demande, hé sçay tu pas ban que c'est le Cardena, y lest py qu'anragé contre lé Parisian à caure qui l'auon confrisqué sn'office.

Ianin. Hé queul office auety?

Piarot. Ie nan sçay par ma fy rian, may ie m'attan que c'est l'office de gran Marazin ou Magasin, tant-y-a qui la dorire.

Ianin. Hé, pourquoy l'auanty confrisqué?

Piarot. Hé, pal sanguié c'est pour poigé se dette, quer vne bel nuy y siuh trou à la Leune, é qui py esty senleui nout petit Roy, é nan dy qui bouty vn guiebe dan le ventre de chaque cheuau, pour alé pu vite de peur que le Bourgea ne l'attrapissian.

Ianin. Y fau don qui set Negroumantian?

Piarot. Si ne l'est, y sçay ban ou y son, quer nan dy qu'il est d'vn pay où est la grand porte de l'Anfé; & où Belzibu fait le guibe à quatre: Te souuan tu pas ban de ce Carnaua; qui fezi veni tout l'anfé dans la sale du Roy.

Ianin. O croix Gieu sait aueu nou, hé comen laisse n'en nout bon Roy aueu ly?

Piarot. Dame le Parisian auan iuré tout haut qui le voulien rauoir, é y lauan sounte le Cardena de le ramené, may y nan veut ran faire, qu'nan ne ly rende sn'office.

Ianin. Hé ban que ne ly ren nan.

Piarot. Ha qu'nan à garde, len dy que c'est vn volleu, qu'il a farré la mule su la dépence du Roy, é qui vandet les office à cé Partuisan qui senleuian tou cheu nou pour poigé la sustance: nan dy qu'il a enuoié tou nout argent en son pay pour auoir de Comedian, dé Murillian, dé Stature é dé bilboquette pour boutre dãs son Palai, qui est pu gran tras foy que Pazi, may cest ban py, y boutti vn impos su le merié de President é de Consilié du Parleman, é pour lé faire poigé y lan si boutre tras ou quatro an priron, & nan dy qui la eusse croupy puto que de le poigé sé lé Parisian ny sussien accouru.

Ianin.

Ianin. Hé nes pas quan nan fit lé barricadre, nout proculeux
frifca lé vi de pi vn bou iefqu'à l'autre, y dy qui fefet biau var,
quer y lauient fai dé muraille de touniaux plein de fian auffi
houte que nout cloché, y tirian par le bondon de gran cou
d'harquebeine.

Piarot. De carabeine veu tu dize.

Ianin. Ie voulais dize d'harquebure, mai n'importe & y di
fdity qu'vn cou fditi, parcy fditi vn Courounay Souiffe, & fditi
pu de trante de cé foudar, & fi fditi, fi la boule n'eut rebondi fu
le tambourin du tambourineux, y l'euft fditi, tué toute la Com-
pagnie. On ojait de tou couté, hola, qui va là, demeur-là ; hola
Coupora, hour la garde, y liauer dé coulleurent à toute lé far-
neftre, parguié y ny fefet pas bon. E fditi le Chanfilié, hela, ftila
qui boutte les beignets fu ces contras, la failli, fditi belle : Quer
y fefy paffé fon coche par deffu vne barricadre, n'en criy haro
fu ly, fallu qui fe cachi, Dieu beni la Cretianté, reuerence, dans
le priué, & que tou lé Seigneur du Rouay le vinffien requeri tou
breneux, encor ne voufiton pas le laiffé paffé qui ne criiffient
viue le Roüay, viue Bruxelle.

Piarot. Hé, pourquoy Bruxelle ? nan di que c'eft vne ville
des Efpagnos.

Iannin. Ho ! c'eft ban tou vn, mai ce n'eft pas de mefme, c'eft
vn de ces Confiliez qu'il auien pri.

Piarot. Hé ban enfen, qu'eu arriuity?

Ianin. Dame, qu'en arriaiti ! y le fallu demaqué : y le ramene
en triomphe iefque dan Noutre-Dame, é y fire chanté le Te-
dion : Quer nan di que le premié qu'en auet chanté ne valet
rien, à caure qu'en auet polli l'Eglize en prenan ce Concilié.
Du depi ie ne fçai rien de fan qu'en a fait à Pazi, quer quan nen
y veut allé nen rencontre fur lé cham de ce guiebe de Marazin,
qui auan fix iambe, qui vou racourciffant vout viage, temain le
pore Thibau Polu qui nen eft pas reuenu dire de nouuelle.

Piarot. Noute Cuzé en reueni y glia di iours qui nou conti
toute l'hiftoize. Y nou dizi que la Faffe dé Rouas, bon iour bon
œuure, le Cardena fezi faize vn gran gaftiau pour faize la
Riauté, é y fezi fi ban qui fu lu Roüay, é de boize é rebboize tan

B

qué tou lé Signeur s'ondormarent, quet nen dit qui lauet bou-
té de la mandore dam leu vin. Là deſſu meinnuy ſonni, & que-
me tou lé Bourgeas dormien, y lé chargy tou queme dé cor-
mot dan ſon coche, & le meni à ſain Gearmain auan qui fuſ-
ſient reueillez : mai quan les Bourgeas ſceure qu'an auet dero-
bé leu Rouay, le guiebe fu bın au vache, auſerme auſerme, n'en
cour au porte & n'en ne laiſſe pas entre ny ſorty vn chat ſi ne
di le mo : enfen tou depi ſtan là, l'an ny vouay que dé ſoudat
qui ſon tou de fé, l'en ny enten que pata-pata pan, poutou-pou-
tou-pou, Dame y ne fait pa bon ſe ioué à eu.

Ianin. Mai n'en diſet qui mourion tout de faim, à caure qu'en
auet bouché le chemin de la riuiere, & qui nan lauet fait re-
tourné d'où al vener.

Piarot. Ianſemon, mai pal ſanguié le Bourgea auan fai vne
voutre ſous liau par où y feſon veni le pain de Gouneſſe & de
Corbey, & nan di qu'il en feron cor vn autre pour allé à Sain
Gearmain, à caure que le Cardena a fai griller le ponde S. Clou.

Ianin. Viue lé bon zeſpri, pargué y faut auoué que ce Pari-
ſian ſon ban fens.

Piarot. Queux guiebes de badaus, y frappan queme dé ſour,
y tuant des Pouronnais queme d'outrez home. Yz auan deuan
eux vn biau Seigneur, qui lome Monſeu de Biaufor, qui chaſſe
tou cé Laueman deuan ly queme dé brabi . E n'en di quiz auan
cor de eu couté le frere dé Monſeu le Prince, & ban d'autre
Signeux.

Ianin. Tredame, c'eſt vne guibe d'affaire, que deu frere ſe
battaint ainſin l'vn contre l'outre.

Piarot. Dame voize, & ſi nan dy que le cadet rendra le pu
ainé victu, quer y la Guien & rairon de ſon couté.

Ianin. Y fau ban dize qu'ouy, puiſque Monſeu le Couarju-
teu en eſt auſſi.

Piarot. Queſty ce Couarjuteu ?

Ianin. Ardé, ceſty-là qui heriteza de la charge de Monſeu
de Pazi.

Piarot. Ha voizeman, j'ay ouy dize qu'il a offar d'exortizé
le Cardena, car nan di qui leſt pouſſedé du Marquis d'Ancre.

Ianin. He ! ou aice qui l'exortizera ?

Piarot. Dan Noutre-Dame de Pàzi.

Ianin. Hé qu'en fera n'en par apres ?

Piarot. N'en l'enuoigera à Roume à noute faint Pere le Papple, pour obreni fon excomication, & pi nan fra la paix par toute la Cretianté : car nan dit que Lercheduc Liopo eft venu à Pazi aueu pu de cens mil hommes.

Ianin. Qui guieble eft ce Liopo ? ie m'atten que c'eft vn Sararin.

Piarot. O ! tu las di c'eft le Roüay du Pahis-bas.

Ianin. Hé, ban don quefty venu faire ce Liopo ?

Piarot. Dame y left venu faire la paix aueu le Parleman pour alé rebouté le Prince de la Galle dan fon Riaume : tu fçay ban que ce guieble de Milour auant coppé le cou à Monfeu fon pere : Ce damné de Far-fer, dije For-faxe, y dixet qui le voulet reboutre dan fon troune : y fezy bati vn gran thiatre deuan Noutre-Dame.

Ianin. Voize-tu la di fon dé Literian.

Piarot. Y lauan pour tan de Zeglife ; o ban pour reueni à mon conte, y bouti le Rouay fu ce thiatre, mai tandy qui ly boutet fa Courone, vn lomé, aye, vn lomé, attan ie lay fu le bou des dents, Grogne, dije Grumelle ly abaty la tefte par driere.

Ianin. Ah ! quieu piqué lé barbaze, y lez faut bouttre tretou à feu & y fan.

Piarot. Dame ouy, nan di que dé qu'nan ara fait la paix, nan fera vn biau gran pon pour paffé dans leur pay pour lé feccage tretou.

Ianin. Parguiene y me targe que ie ne voge tout ça, ie ne vourais pas eftre mor pour rian auan ftam-là : Ha qui fera bon viure ; nen fera en repous, nan ne poigera pu de Taion, ny de Suftance ; ce Monfeu le Receueu de nout village fera ban peneuz, n'en ne ly fra pu obenigna pour auouer du repi ; n'en ne vara pu cez guiebe de Monopoliez qui venien affiché de grans placas à la pourte de noute paroiffe : enfin ie feron tretou heureux queme de peti Rouas.

Piarot. Mais pendant ftan-là, queme dit l'autre, ie patiffon ?

Ianin. Net'anquefte Piarot, nul ban fan pene, di le prouuer-
be, ie buron apres queme des trou.

Piarot. A propou de boize, fi tu voulais poigé chopeine cheu
la gran Margo, tu ferais vn braue gars, ie n'ay bouté dannuy
ban de Guieu dan mon cors.

Ianin. Par faint Ian ie ne fçache pas vn petit dené, hourmy
fi blan que noure minagere ma baillié pour auar vne falourde.

Piarot. Hé, va va Ianin, le fret eft paffé, vla leté qui vien, ne
vauty pas mieux fe richauffé le dedan que le dehour.

Ianin. Entre don Piarot : ie ne re fçaurois de dize, beuuons
nout faloude, fi y fau tramblé ie trambleron.

❧❧❧❧❧❧❧❧❧❧ ❧❧❧❧❧ ❧❧❧❧❧ ❧❧❧❧❧❧❧❧

SVITE DES AGREALES CONFERENCES
de deux Payfan de S. Oüen & de Montmorency.

IANIN reuenant de Paris apres huict iours d'abfence, fut apperceu de
fon coufin Tallebot qui tandoit des h!uaux fur vn frefne, auffi-toft
que celuy-cy l'eut enuifagé, il ne fait qu'vn faut du haut de l'arbre en
bas, & fans fonger à fa befoigne, court à perte d'haleine au taudis de fon
coufin, il y trouue fa femme Parette, fa fœur Ieanne, & fes deux enfans,
qui par vne piallerie à quatre parties chantoient l'Oraifon funebre du pau-
ure Ianin, mais dés qui leur eut appris les nouuelles de fon retour, ils paf-
fent de l'extremité de la triftelle à celuy de la joye, ils accourent au deuant
de luy comme des fous, & publient en chemin fon arriuée ; en forte que
dans vn moment tout le village s'affemble fous forme, il fe fait vn murmu-
re de voix, dans lequel on ne peut difcerner que ces mots, Ianin reuian de
Pazy ; Il pareft auffi-toft tenant par les mains fa femme & fa fœur, fes en-
fans le tiennent au cul & aux chauffes, & vne troupe de merdailles fautent
apres luy comme des pouffins apres leur mere ; les Marguilliers du lieu le
vont receuoir, & le font affeoir fur le banc des plaids : Auffi-toft qu'il y eft
affis il s'effuye le vifage de la bafque de fa roupille, il deffule fon chapeau,
& s'en fert comme d'vn fuperbe éuentail, tandis que toute l'affemblée de-
meure le col allongé, les yeux ouuerts, & la gueule beante, pour donner
audience à ce venerable Courier : Enfin s'eftant r'affublé, reboutonné, &
retrouffé fon chappeau, il reprend fon halaine auec vn foupir qui euft fait
moudre vn moulin, & commence fa relation en fes propres termes.

Nau dy ban vray, qui pechç & ne s'amande, à Guieu fe requemande,

quer queme dy l'autre , entre le plǎ & lé dans y liariue ban des acci-
dans; may quoy nul ban fan pene , nul ieua fan amertume , & nul rore fan
epaine, Dame ion veu dez merueille , mai pal fanguié y me coute bonne,
mai quoy iamais pareffeu nu belle eculée. Quer i'antan iaré queuque foua
apray la gran Meffe cé hodeluriaux , qui difan, nan fai cy nan fai ça, parcy,
parla , ty es lafty chouar, i'en on ban vu pa la farneftre de neut grignié. O ie
parlon nou, mai s'neft pa par ouy dize, fi vous ne voulez me croize vazy var,
enfen ion vu Pazy, ion vu lé foudars, & ion veu la guare. O que de nouuel-
le, vraman i'en on tant à dize, que fi le ban Guieu ne m-ahide i'en on ief-
qu'à demain,

O ban pou vou le fare cour & pour vouz annuyé, vou fçauray tertou que ie
parta y lia anuy vi iour pour allé à Pazy, guian i'vme ban des auantuze en
gniallam , ie falliame ban à eftre prins pa dé Queualié à pié & à cheuau , mai
la Guieu grace, & nout grifon ie leu ont tayé dé chauffe : Enfen don quan ie
voyafme lé fau brou, ie panfion eftre en feuzeté, mai ce fu ban pize, queme
nan di , ie tombyme de la pouaIle au fu , & de fiévre en chouma ; queme i'a-
lien noutane & mouay, fan panfé à nu ma, vn cartain quidam me criy de ban
loen, qui va la, demeure la, ie penfion qui fe goubargeay de nout cour, que-
mande a té valais, ly dis-ie , fi tu ne demeuze ie te tizezay , fdity, en couchan
fnarme, voueze, fly dize, faudret qtuffe vn ban lon crouchay , demeuze la
fdity, ie te tizezay; ie te tizezay, vn' fouay, deu fouay, pouf: Dame nan fou
poen manty i'u belle venelle quǎd iouy la boulle qui fifflet autouz de m'zou-
zeille, hoho, fly dize, appelle tu ça tizé, Dame c'eft ban pouffé da , guian
c'neft pa mantezie, vla mon chappeau qui me demantiza fe ie ne di vray.

Il monftre auffi-toft fon chappeau qui eftoit percé en deux endroits , les
plus proches le prennent, le vifitent , & le monftrent à ceux qui font efloi-
guez, l'vn prend fon fieux fur fes efpaules, en luy difant : Le voua tu ban.
Enfin quand il eut fait le tour de l'affemblée , Ianin le remet tout glorieux
fur l'oreille, en difant, Dame il y fezet chau quatre doua pu hau le prauue Ia-
nin auoit fon conte, & vou nle varié pas à fteure, vou faire fa harangle, enfen
pour t'an ie n feume quitte pour la trauée , nout grifon lu belle qui fe bouty
à braire, fi hou que tou lé foudar fammaffiron viron nou pou nou fare niche.
Le Courpoura arriuy qui nou fit pranre noutane & mouay, difan que i'auion
vlu forcé le cour de Garde , & nou fy mené à l'Outay de Ville , ma en che-
men ie feume ban esbauby de vouar la Ville, nan dizet qu'nan y mouret de
fen, qu'nan fi tuait dru queme mouche, que l'fan coullet pour le ruffiau, &
qu'labe crouffoit dan le ruë, famon, Guieu hay ban le manteu nan en fay ban
accroize au jans de là liau : les chemin eftiant auffi Grouillan de monde que-
me lé pou fu le tignon de nout fieux Piarot, il y lia cordé bouchon tou ver-
diau au Houtelleries, nan y vouay la ché cruë & cuitte etallée queme fi nan
la donnet pour l'houneu de Guieu, enfen lé boucherie & les roteries font
ouuarte à tou venan, nan y di vafpres, la grand Meffé, & la Precation queme
nan fezet y glia vn an.

Voueze interrompit Thibaut, baille-ly belle la queu ly pu, nan y vouay de
la ché cruë & routie an Carefme , fi vou le laiffé dize y vou bara ban dé canat
à moiquié.

Pal sangué , reprit Ianin , ie sçauan ban cé que ie difon , ie ne sommë ny
fou ny eftourdy, ie n'auon bu que chopine d'annuy aueu le Clar de nout pro-
culeux,& si ion mangé vn morciau de pourciau, à talles enseignes qu'il eftet
ladre , mai n'importe tou fai vantre , ouy ie voule di & voulé douze quam y
mange dé la ché , de la voulaye & dé reux queme en charnage.

Y fon don deuenuz Huguenots , ajoute Simonnet, le Magifter , car hour
d'leglife gnya poën de falu.

O voueze , continuë Ianin , il allon pourtan à la Meffe , mai nan di qu'il
auan obtin vne Bube de nout S. Pere le Paple pour reboutre le Carefme à la
S. Ian , â caure que lé Marazinite auan mangé toute leu prouirion de Caref-
me , mai reuenon à no mouton. Queme ie feume dan la Greule , ie m'at-
tendais qu'nan allet pandre queuque patian à var le peuple qui eftet viron lé
zedegrez de l'Outay de Ville, mai quan ie feume dedan pour mouay s'antan,
quer pour nout ane y demury en ba à caure qui ne pouuet pa monté lé zede-
grez , ie fu rauy en yeuxtaffe de vouar tant de biau Monfieux , qui eftien dan
la fale , y lauien dé belle panache & dé courdon à leu chapiau qui valien puf-
que tou nout village, y lauien dé gens enuiron eux , qui auien des mandrille
décralate rouge & varte toute couuarte doz aueu des croas queme fu lé quar
décuz:Enfen nan me meny deuan vn Lecheuen, qui me demandy qui i'eftas,
i'eftas si parturbé que ie ne ly fu refpondre , y fu pourtan si afflable , qui me
renuoyi fain & fauf , ie fu don reprendre nout grifon qui eftet tou meran-
colique de m'auoir perdu de veuë , & ie prinfmes enfamble le chemin du
fozis de nout proculeux , à qui ion, la grace à Guieu, nory vn enfan qui eft
afteure auffi gran que peze & meze , mai ie le rencontry au coin de fa ruë
si déguifé que ie pafly deuan fa berbe fan le recounaiftre , fon Clar portet en
lieu de fon fa vne grand gaule farée d'o , & li y lauet en lieu de fa robe du Pa-
lay & de fotane vne belle bagniere toute riolée & pio'ée fu fn'efpaule.

Aga, interrompit Tallebot, il allien don à la Prouffeffion.

Nanin , nanin , continuë Ianin , cetet vne bagniere , & si ce ne letet pas
nan comme vla d'vne outre feçon ; ha cetet vn chiffon , vn drappiau , reprit
le Greffié , & ban ajoufte Ianin , vn drappiau & vn chiffon nes pas tout vn:
Enfen pour vou racheué mon conte , y letet si glorieux qui ne fezy pa fam-
blan de nou vouar, ie feume proutan cheu ly où ie trouuefme fa minagere, qui
nou fezy grife maine d'abor , mai quand al vy que nout grifon portet vne
bonne meine de froument , Dame fla la fy rize iaune queme farcine, y faillu
proutan boutre la pore befte en panfion, quer nout proculeux fzet faruy fne-
ftable d'etude, y nan faut poen manty, ie fezien pore chez mai i'etas fi rauy
de vouaz la guarre, que ie ne m'en fantais pas : Dame ion mangé du lar mi-
litaize i'en ferion dé leçon afteure, ie fçauen queme y fautizé vne vn mouf-
quet fans fe bruflé le douas, quer à vout auy, fi nan vzauet plaqué vn arme fu
l'epaule,& qu'nan vou dittizé, queman vzy pranriais vou, ie m'attan ban
que vou pranriais la miche aueu lé douas d'vne men & le moufquet de l'outre,
& que vous v boutries le fu vou mafine , ian in cn eft è attrapé, chat efchaudé,
criant liau frede , & fi encor queme la rouffiere de l'auget ne vlet pa pranre,
nan me di foufflé la miche, tu lle man que ie m'aprochy le murian pour fouf-
fié deffu , Dame ne vou defpiaife , ie tombime n'arme d'vn conté & mouay

de l'outre aueu lé douas & le grouin gril'és queme la piau d'vn gouret, mai
n'importe, y fout eftre appzanty auon que d'eftte maftre, qui n'eft fage à fes
depans le bon Guieu veuille auoer fn'ame : ie feume proutan à la garde, dame
y me fezet biau var aueu vne belle bandrillere de velou var cramoiry, vn
biau moufquet fu mn'efpaule, treluiffant queme du varre, & vne belle épee,
à mon couté de fé, dame ie me carais queme vn pou fu vn tignon : quan ie
feume à la pourte, nan me bouty en fraction. Quesa dize fraction, inter-
rompt Guillot le fabrenaut. Dame reprit Ianin, fon lé mouts de lar, c'eft à
dize en fantuelle, il eft ban vray que ie me fezy vn peu tizé louzeille pouzy
allé à caure qui pluuet de la nige, mai quan nan me dy que sla etet de l'e-
flat du mequié, dame iy coury queme au nouée, nan me bouty don fu pti
pon, mai dé que iy fu i'u fi granfen de chié que de peur de quitté m'arme ie
lachy tout reuerence, paroles ne puan poen dan mé chauffe, mai apray ça ce
fu ban piquer'y me preni vne fi gran enuie de repozé, que ie m'acouty fu le
bor du pon pou dozmy, mai i'anuais pas encore prefque elos licu que ma mi-
che me bruli fi ban le duoas que ie laiffy chouar le moufquet dan le fouffé,
dame ie failla ban a me rompre le cou pour lallé rauoindre, & fi encor y fallu
me defchouffé pour le rauar, quer il etet chu dan vne mare : la deffu le Cour-
poura arriui pour me faize releué de fraction, vla le mou de lar, & queme y
ne me trouuy poen ou y mauet bouté y regardy en bas au bri que ie fezas en
patrouillan dans le fouffé, qui va là, fditi, ian c'eft may, sly di-je, qui peche
mn'arme sla le fezy rize que mvn fou, mai proutan y fallu auar le mezillon
pour ma peine, & demuzé tout la nit fou l'zarme, ian fdity, fe gratant le feffe:
i'en fu encor tout equené, mai fon le frui de la guarre, tou ça ne fon que de
rore: ion eté à la ptite guarre quan nan fu cry du blé à Gouneffe ie fu de pre-
mié a y allé & de dernié à reueny, i'auay vne bonne meine de farine qui ma-
uet couté fi bon fran fu le dou de nout grifon, mai quan nan vint à crié gare
l'arrieze-garde ne vous defpiaize, ie placqui la nout afne & fon fardiau & ie
me bouty à fui queme fi i'uffe le fu au cu : la pore befte tout efpeutée fe laiffy
chouar dan vn fouffé, & i'vs le creue-cœuz de ly vouar coppé le iazais, & preu-
re ma fareine par ce guiebes de Marafins.

Quoy nout afne eft donc mort interrompit Parette.

Ouy fdit Ianin ie ly ui rendre le darnié foupiz, là deffus il fe fit vne lamen-
tation vniuerfelle de toute la famille : Enfin Ianin effuyant fes yeux, & ban
continue til qui a poen de remide, y faut tretou mouzy, il a eux l'honneuz
de ter paffé dans la bataye, queme le cheuau a Giradin ma reuenon à nout
conuos : O qui fezet biau var y li auet pu de ven mil chariotz qui marchien
en bataye, & lé foudar a couté pata-pata-pan, parguié nan di que lé bourgea
mouron de fen, ma ly en auan pour pu de di rans.

Ma interrompit Martin le Mufnier, y nauant poen de moulen pour moure
leu gren.

Voueze continue Ianin, gnya fi pty ne fi gran qui nen ai vn cheu ly, & queu
moulen adjoufte Martin, Vonty à liau ou à van.

Dame ie ne fçay reprit Ianin, may fau qu'y fien auan query fon dan le gri-
gnié, ma ie ne fçay pu ou ien fu à vouezeman, c'eft au conuos de Gouneffe:

tellement don pour vou zennuyé ion ban vu pré lé falpaftre, ion efté au Cam de Ville-Iouy, o que de fourdar & que de gan dazme, ie mattan quy fon pu de cent mil fan lé cheuau & lé iuman, c'eft vn fecond Pazi, iy ou vu de biaux Signeus, Monfeu le Prince le Cadet, Monfen de Biaufor qui a lé cheueu blon quemme vn baffin à cuire dé trippe & bau doutre, y glia des trompet- tes qui iouant lé feuillantaine, dame nout vache ny fezy iama œuure, il auan fait de rue de tonniaux, dé baftillons & des legnes dexcommunication, il auan dé mairon de touaille qui fon faite, queme nout pauillon & fi prou- tan y li fezan du fu fan lé brulé, matou ça neft rian au pri de fe biau pon qui lauan bafty fu dé battiaus.

Voize interrompit Alix vn pon fu dé battiaus, la bourde à belle le man- teux neft pas loen.

Vouy pal fanguié reprit Ianin, & fi y left ny pu ny moen que le pon de Neuilly, hourmy quil eft paué de bouas, & fi iy on vu paffé dé homme de cheua & de charette, fan qui fezy mene de tramblé an feulement, é fi encor il y a fu le meilleur deux Canon de coniure, qui fon pu gro tra foas que mo- uay, fi vou ne le vlé craize charboné le, ion veu encor faire la montre au que- uallié dan la place Riale, & ien couti fu mnance pu de ven mil, qui auien tretou de bonnets & de propom de fé, ion eté dan le Palay la que de peuple, e fi nan y voi pus ny proculeux ny euoca, non y vouas pu que de foudar, vou fouuanti pas ban quan nout barbié mouti dans la fale du Palay aueu dé botte & dé zepereux, queme nan crii haro fu li ian y fu ban etoillé, may aftour fneft pu le tam tou le monde y entre fan lé dechauffe, & nan dy qu'vn queualié mouti le zedegrez du Palai, é entri iufquen la chambre de Preridan à cheuau fan fe rompre le co, maiian en ban vu dautre, ion vu le Couroié de Lerche- ducliopo, mai per mname il eft fait tout ainfin qu'vn outre homme, enfen ion vu le Depité qui font allé faire la Confrairence à Roüel, é ie les on vu reueni aueu du laurié fu la tefte de leu cheuau: du laurié fu la tefte de leu che- uau, nan di quil auan fai la Paix, mai ie men rapporte Guieu le veuille, en- fen ie nen fuffé iamais reuenu fan ma pore Parette, à qui ie fongeant cent foas le iour, tant y a me vla reuenu fain eft fauf, aueu tou mé mambre, mai pal fanguié ceft trop iazé fans boize, fi vfen vlé dauantage, faite tizé chopene cheu Iaquet, fur ce mot le murmure commença de plus belle, & le pu no- table manans emmenerent Ianin au cabaret, pour le raffraiêtrir apres tant de trauaus.

F I N.

TROISIESME PARTIE
DE L'AGREABLE
CONFERENCE
DE DEVX PAISANS DE S. OVEN
& de Montmorency, sur les affaires du temps.

Ou la rencontre ou Dialogue de Piarot & de Ianin, fait par le
mesme Autheur de la premiere Partie.

Ianin.

HOla'hay Piarot, attan may vn tantet, comme guiebe tu detale, ie m'attan que t'es poussedé du Cardena.

Piarot.

Ho ho Ianin, es-ce tay-mesme, par S. Ouyn nout bon Patron, ie te prenay pour vn de ces guiebés de Pouronais qui m'auan donné la venelle tou depi Nantarre iesqu'icy. *Ianin.* Guian tu l'antans à ioue de l'épée à deu iambe, n'an ne sra iamas battu en ta compagniée. *Piarot.* Ho que tu fas ban l'Olebriu, depi que ta eté soudar nan ne sçrait pu duré aueutay. *Ianin.* Ben antandu queme di l'outre, i'auan vu la garre de Pazi, ie sauon asteur bouté le cropignol su la poussiere san nou brulé lez douas; qui li venien cez Polacre, ie lou tayeron dé chousse. *Piarot.* Ho que ie vouras ban ty auar vu aueu ta paye au cu? guian tu ne fras que d'liau tou cleze, per m'name yz auan dé congnée qui son poentuë par vn couté qui te fendrien ne pu ne mouen qu'vne buche, enfen la Guïeu-grace é Madame sainte Vistache ie l'auon écappé belle, Sacoute, Sacoute vn tantay y me sambe que i'antan leu cheuau qui hanissan. *Ianin.* Voize tu l'as di, sonné queme il écoute, aréc'est l'anesse à Bertran, l'antan tu pas ban braize. *Piarot.*

Par ma feume ie su encor tou en transe, ie douas vne bel chandel à Guieu, si ie nusse ban detalé yz arian fay griade de mé pore fesse, quer nan dy qui mangean le Cretian queme lé Taupinanbou. *Ianin.* Dame c'est ban emplayé, d'où venas tu aussi de couri lé quildou si loen de ton vilage. *Piarot.* Ha d'où ie venas, Dame ie venas say tu ban d'où. *Ianin.* Hé, d'où encor? *Piarot.* Ha, deuine d'où ie venas? *Ianin.* Hé, d'où ie venas tu, de Nantarre? *Piarot.* Ho, que tu niais pas, c'est ban pu loen. *Ianin.* Hé, d'où guiebe venas tu don, de Rouel. *Piarot.* Ho, c'est ban par delà. *Ianin.* Par delà, tu venas don d'Argenteuil? *Piarot.* Ho voize, c'est ban oncor pu loen. *Ianin.* Hé d'où san guiebe venas tu don, iarnicoton tu me fras bigoté. *Piarot.* Ho ban tu le quitte don, nesti pas vray. *Ianin.* Hé ouy, mo guienne ie le quitte si tu ne le dy viteman, ie te pomeray la gueule. *Piarot.* Tou biau Robar tu casseras ta pipe, aga tu te boute en eteume. *Ianin.* Hé di don bougre, dy ou que le guiebe t'emporte. *Piarot.* Ho ban don ie venas; ho que de Monsioux! ho que de belle Damoiselle, guian qui s'y frotte nout Iantilhoume crouté aueu sé boute de couir boully, & sa bel guenon de fame à tou son deuanquiau de damas, guian y ne seras pas digne de leu boizé reue-

D

rence le trou du cu, enfen'don pis qui le fau dize, ion vu #out bon Rou y, à qui Guieu doen bonne vie & longue , ion vu Mademifelle Dourlians, per mn'ame al eft ouffi grande que peze & meze, ion vu la Reine, ion vu Monfeu le Prence, aré y fambe à ouy dize que fay vn giebe, hela y n'a pas la face pu grouffe que mon poen, guian fi gniauet que mouay é li ie ne le craintrais pas, enfen ion vu Monfeu le Duc d'Orlian , aré c'eft vn bon Signeur y ne fe mafle poen de tou ça. *Ianin.* Tu van don de fain Gearmain. *Piarot.* Dame voife ian venon tel que tu me voas, le Rouay a craché fu mon cappiau, ha reguette puto, vla encor fon crachat, ie ne vourais pas l'outé pour ven frans. *Ianin.*

Mal peftetes don ban aife, hé tas don vu le Cardena. *Piarot.* Si ie lon vu Dame, voife ie lon vu é reuu. *Ianin.* Hé ban don quemon efti fai ce Cardena. *Piarot.* Guian queman efti fai, y left fai queme rout vn outre, y la vn né ou virage , queme nou enfin y reffembe à nout Clar queme deu goute de marde hourmi quil a la berbe retrouffee, mal pefte qui left goudeluriau, y ne fambe pas qui li touche, y left tourjou à la queue du Rouay , permname y ne labandone nan pu que fon nombre guian vne foua , pourtan ie le rencontri dan la Cour du Rouai tou viron viru, aueu deu teigneux é vn pelé enuiron li, par ma feume ie fu ban tanté de le groumé, ie difas en par mouay pal fanguié Piarot la veu tu pu bel , vla ce guiebe de Sararin qui eft caure que ie patiffon queme de pore chiens , morguié baille li mouai fu la bouffe tandis que tu le quiens, la deffu ie vi leure que ie mallas jetté fu fa fripperie , mai mon bon l'Ange me criy à louzeille, arrefte Piarot que guiebe veu tu faize, guian tu nes pas ici fu ton paillé , fi t'auas fai ici le michan nan te hacherai m'nu queme chair à pafté, tou biau barbié la main vou tramble ; Dame ie renguaini ma couleze, ie le laiffi paffé fan li mo dize, é fi encor ian duzi qu'vn de fé laquais me donni vne bonne taloche, à caure que ie ne lauas pas fa üé.

Ianin. Ha morguié t'es vn coüillon, tu nas poen de cœuz ou ventre, iarniguié y fallet le chargé fu tou cou, e tan veni à ton iefqua Pazi, nan to zet ban poigé ta voatuze. *Piarot.* Ho ban morguié iauas trop peur de ma ¡au, mai pal fanguié fi ie le rencontre oncor la, y nan fra pas quitte à fi bon marché.

Ianin. Mai enfen que dit y ce Cardena *Piarot.* Dame il a iuré qui mouret en la pene , ou ban quil aurait fa raifon du Parlement, à caure qui lauant pendu fon effigie à la pourte du lougis du Rouai , & quil auant confrifqué fé m'eube. *Ianin.* Ha voifeman ie me fouuans ban que ialli à fninuantoize, quan ie tas à Pazi parguienne y liauet de belle pourtraituze, y liauet de biaux lis tout dor maffi mai entroutre nan vandit vne belle chappe de Damas violet, parguié ie la boutti à fix bon frans, & fans lamiqué que ie portes à feu nout pore afne, ie leuffe parguienne vendu fix ecus pour l'acheté pour nout Cuzé, guian que me y fe fuft cazé à tout, en difan fn Oremu, ma la pore befte rendi l'ame deux iours apres, hélas quan iy penfe i'ay tourjou la larme à lieu. *Piarot.* Per mname y valet vn bon rouffen de bonté, & iauas ban enuie de lé faire monté nout afnefle, pour auar de fn'engeance, mai ou guiebe fon ie venu du Cardena à ton ane. *Ianin.* Et ban don ce Cardena na ti poen peur de fa piau. *Piarot.* Parguienne ie mattan qui fet bonne mene é mauuais ieu, y la derja volu faire gile deu ou tres foas, mai pal fanguié ce Monfeu le Prence a iuré qui parirait aueu li. *Ianin.* Mai nan difet que lez Depitez auient fai la paix. *Piarot.* Saimon a left faite é fi al ne left pas, quer Monfeu de Biaufor & Monfeu le prence le ieune auan iuré fu lez Euuangii, qui ne boutron poin lez arme à tarre, tant que le Cardena fra

Cardena & nan di que monſeu de Beaufor latait derja apelé en deuil, ſi y letait Gantishomme, mai nan di qui neſt qu'vn vilen auſſi ban que nou, & qui I ſt ſy dun Sauequié. *Ianin.* mal peſte ſon mequié vau ban mieux que ſt'y de ſon pere, y neuſt pas tant gagne à boutre dez bous à ſes ſoulyez. *Piarot.* Ainſi va le monde, parguienne y me pran enuie d'allé en Ita'ize faire le Cardena, quer nan eſt iamais profete en ſon village. *Ianin.* Iatnigué ie me móque de ly aueu tou ſe treſour, ſil eſt riche qui deſne deu foua, quer queme di loutre mieux vaut bonne relomée que centure dourée, ie ſomme pore grace à Guieu, mai ion l'honneu. Iarni ſi tu ſçauas les biaus rebu & le lubel, qu'nan gueule dans pazi à ſa louange ten ſeras tou esbaubi, aga quien nan crie ſa generalougie, ſu'excomiquation, ſon courbouion & ſu'apoulorgie, &c.

Pargué ien apporty vne demi douraine à nout minagere, ie lé feume luiſe a nout Greffié, ſou lorme parguienne y nou fit tretou chié dan nos brayes à force de tize, mai voiſeman tu ne ſay pas tu te ſouuans ban quan ie te rencontri vne foa touviron viru de la gran Margo, i'en conteme de pu muré, pàl ſanguie y me ſembe qui gniauet cor de Cretian aueu nou, Dame pourtan ce guiebe de Paririan auan moulé tou nout proupou, y gueulan parmy lé rue, vla le Dialogre ou la Confrairance de Ianin, e de piarot ſu lez affaire du tems, Iè ne ſay pas qui guiebe nou ſacoutait, mai c'eſt nout proupou tou craché. *Piarot.* Mai vogé ce badaus, queme y ſe gobarjons des iens de vilage, y ſembe à var qui n'apparquien quia eu de faire le biau ſarmoneux, iatnigué ſi ie me voula boultre ſu mon bian dize, ie defareráis le pu huppé d'eu tretou, Dame teu quon nous voi'ion luy outre foua lé flabe d'yſope, Leſpiegle, & Ian de pazi, iarnigué ie le ſauas touſu lé bou du douay, mai y gnia que pour eux à faire lé diſcoureux, é ſi pourtan y ne ſauan pas queme nan fet le pain.

Ianin.

Ian y le ſauan ban aſteur, quer ignia ſi pti ne ſi gran qui nait ſon moulen é ſon four, ceproculeuſe qui feſien tant lé braue, ſon trop heureuſe de bouttre la main à la paſte. Mai cependan y vien queuque Clar bon compagnon, qui vian bairé la Boulangeze é li aufourne ſa paſte.

Piarot.

Qui anfourne mal fai le pain cornus.

Ianin.

A proupou de corne nan diſet que le Paririan étien de braue ſoudar, quer y le tien iour é nuy ſou lez arme, morguié ietas lougé cheu vn proculeux dans la rue Quinquampoas quan nan batait lé tambour dans la rue, y demandait à ſa minagere queque ſe ne ſie ce tambourineux, Dame mon fy diſet-elle, i'dy comme ça que nan ne veut pu que lé Clar allien à la garde, é qui fau que le maſtre y allien en preſſone, ou ban qui poigeron l'amandre, morguié diſet le Proculeux qui y aille qui voura; mai ie dormizay ſte nuy dans mon li, Dame repondc-telle tout en coleze tu veu don qui nous coute de largen pour ta pareſſe, enfen al ſy tan qua l'enuoyi à la garde, mai quan la nui fu venue al ſy huché le Clar, é li di Robar y fau queu couchiais dans ma chambre, quer ie ſis ſi pieureuſe dépi que ma mere eſt morte, qui fau touriou que iaye queuqu'vn aueu mouay; mai ceſt à la charge que vou ne me reueillerais pas, guian y ne la reueilli pas quer y ne cloirent pas lieu tan que la ni fu longue, tandis que le Proculeux faiſait ſantnelle à la pourte S. Marten, pour attrapé éd roupie, ne vlati pas de bonne minagere.

Piarot.

Hé ban demandé leu san quil auon à rize ce poré coupaux, iarnigué ie mē pouffe de rize fou mon capiau, quand ie lé va veni poigé le mouas de leu fieux, qui boutton cheu nou en norice, y lé fefan fautillé fu leu giron en difan ou efty papa, le vla fdy le nouriçon en montran le Clar du bou du doa, é ftan-pandan l'attrapon leu carolu.

Ianin.

Hé pal fanguié ceft ban rairon qui lé poigien pis qu'nan trauaie pour eux; mai laiffon la lé cocus é la rue Quinquampoas é reuenon à S. Gearmain, quefquue nan di de ce Liopo.

Piarot.

Voize Liopo fneft pas fon nom y fe lome Liopole.

Ianin.

Hé ban Liopole fayt quan di nan.

Piarot.

Dame nan di qui vian à gran randon pou fiancé Mademirelle, quer y lan eft pi que fou, é fi pourtan y ne la iamas veu que fu fon retray.

Ianin.

Ques a dize fu fon retray, eft-ce fu le priué.

Piarot.

Nanin ie veu dize en pour traituze, mai nan di qu'al nan veu nan pu que du guiebe, é qu'al fe boutra puto Feuiantene que de l'épouré, quer nan dit qua left proumife à Monfeu de Biaufor.

Ianin.

Hé taitigué nan di quil eft fi vayan ce Monfeu de Biaufor, an durera ti qu'nan li coppe l'arbe fou lé pié, morguié ie ne fi qu'vn pore garçon, mai quan ie fefas lé douricux à ma pore Parette, fi queuque godeluriau ly fu venu liché le moruiau, iarnigué ie lauras échigné, Dame ie fi pti ma ie fi michan.

Piarot.

Guian nan di ouffi quil a enuoyé vn pti mo à ce Liopole, pour voir ce quil veu dize, & quil vara dan la Place Riale deuan Monfeu le Parliman à quil emporteza, mai par ma feume ceft trop iafé y lia vne heure que ienrage de faim de chié, aguieu Ianin ie m'en vas plaqué mon fai dan ce fouffé fi tu le trouué bon.

Ianin.

Guiebe fait l'indagre & l'incéuil piffe tu foizé, tn'ame par le cu queme de fun le Cardena, attan mai pourtan tu rouffignole de fi boune grace, qui me pren ahuie dan feize au tan, allon morgué vla pour le Cardena.

FIN.

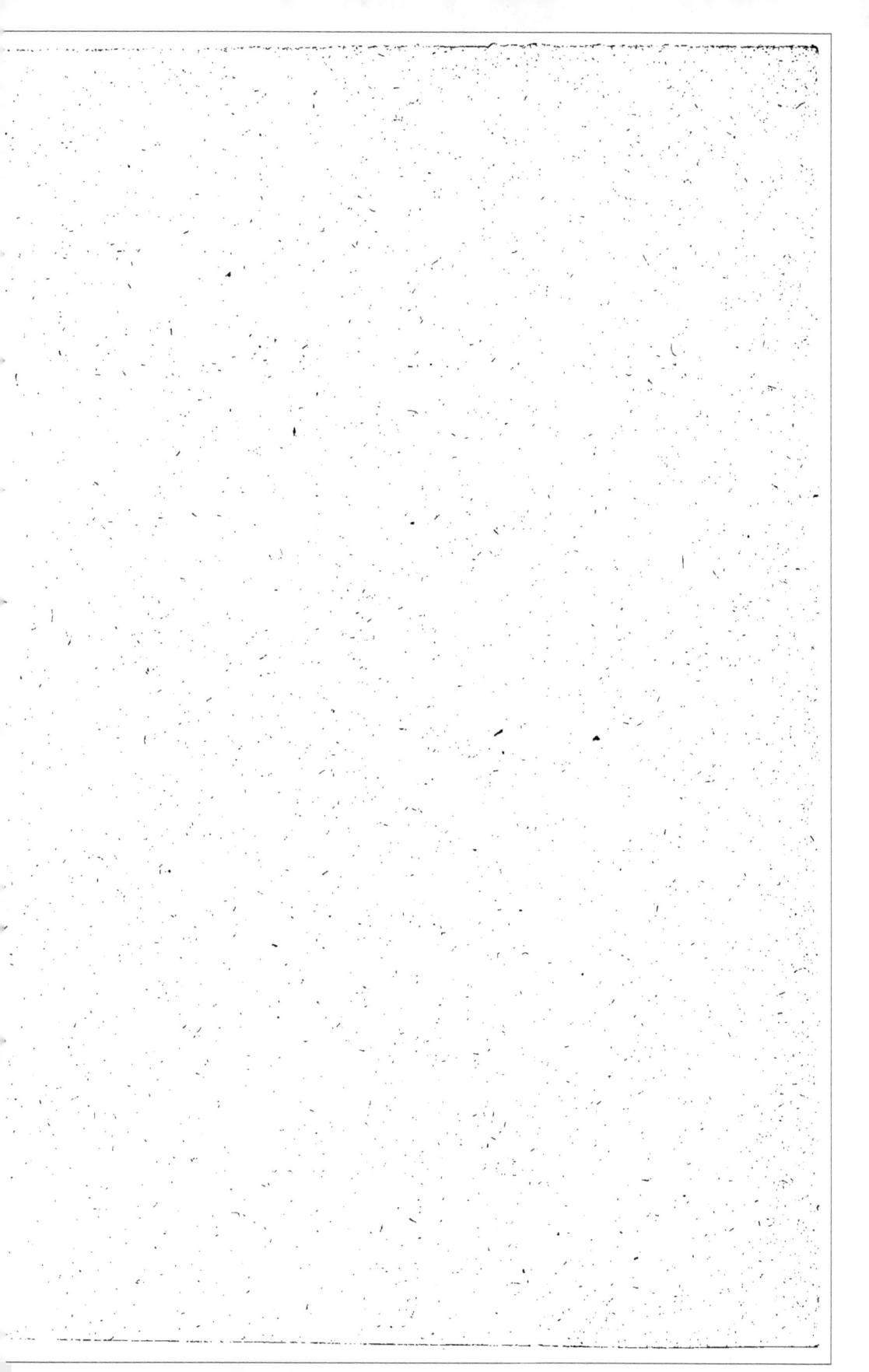

www.ingramcontent.com/pod-product-compliance
Lightning Source LLC
Chambersburg PA
CBHW050408210326
41520CB00020B/6513